CONTRIBUTION A L'ÉTUDE

DES

TUMEURS WOLFFIENNES

DE LA GRANDE LÈVRE

THÈSE

Présentée et publiquement soutenue à la Faculté de Médecine de Montpellier

Le 23 Juillet 1912

PAR

Eugène DUMAS

Né à Saint-Pons (Hérault), le 10 novembre 1884

Pour obtenir le Grade de Docteur en Médecine

Examinateurs de la Thèse	
TÉDENAT, Professeur, *Président.*	
ESTOR, Professeur	
SOUBEYRAN, Agrégé	*Assesseurs*
GRYNFELTT, Agrégé	

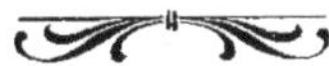

MONTPELLIER

IMPRIMERIE COOPÉRATIVE OUVRIÈRE

14, Avenue de Toulouse, 28, Rue Dom-Vaissette

1912

CONTRIBUTION A L'ÉTUDE

DES

TUMEURS WOLFFIENNES

DE LA GRANDE LÈVRE

THÈSE

Présentée et publiquement soutenue à la Faculté de Médecine de Montpellier

Le 23 Juillet 1912

PAR

Eugène DUMAS

Né à Saint-Pons (Hérault), le 10 novembre 1884

Pour obtenir le Grade de Docteur en Médecine

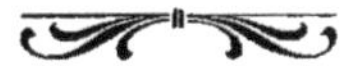

Examinateurs	TÉDENAT, Professeur, *Président.*	
de la Thèse	ESTOR, Professeur	
	SOUBEYRAN, Agrégé	*Assesseurs*
	GRYNFELTT, Agrégé	

MONTPELLIER

IMPRIMERIE COOPÉRATIVE OUVRIÈRE

14, Avenue de Toulouse, 28, Rue Dom-Vaissette

1912

PERSONNEL DE LA FACULTÉ

Administration

MM. MAIRET (✻)............. Doyen.
SARDA................. Assesseur.
IZARD .... Secrétaire

Professeurs

Clinique médicale...........................	MM. GRASSET (O. ✻).
	Chargé de l'enseigt de pathol. et thérap. génér.
Clinique chirurgicale.........................	TEDENAT (✻).
Clinique médicale............................	CARRIEU.
Clinique des maladies mentales et nerveuses.....	MAIRET (✻).
Physique médicale............................	IMBERT.
Botanique et histoire naturelle médicales........	GRANEL.
Clinique chirurgicale.........................	FORGUE (✻).
Clinique ophtalmologique.....................	TRUC (✻).
Chimie médicale.............................	VILLE.
Physiologie	HEDON.
Histologie...................................	VIALLETON.
Pathologie interne	DUCAMP.
Anatomie....................................	GILIS (✻).
Clinique chirurgicale infantile et orthopédie......	ESTOR.
Microbiologie	RODET.
Médecine légale et toxicologie...,...........	SARDA.
Clinique des maladies des enfants...............	BAUMEL.
Anatomie pathologique.......................	BOSC.
Hygiène.....................................	BERTIN-SANS (H.)
Pathologie et thérapeutique générales	RAUZIER.
	Chargé de l'enseignement de la clinique médicale.
Clinique obstétricale.........................	VALLOIS.
Thérapeutique et matière médicale	VIRES.

Professeurs adjoints : MM. DE ROUVILLE, PUECH, MOURET.

Doyen honoraire : M. VIALLETON.

Profes. honoraires : MM. E. BERTIN-SANS (✻), GRYNFELTT, HAMELIN (✻).

Secrétaire honoraire : M. GOT.

Chargés de Cours complémentaires

Clinique ann. des mal. syphil. et cutanées..	MM. VEDEL, agrégé.
Clinique annexe des maladies des vieillards.	LEENHARDT, agrégé.
Pathologie externe......................	LAPEYRE, agr. lib. ch. de c.
Clinique gynécologique....................	DE ROUVILLE, prof.-adj.
Accouchements...........................	PUECH, profes.-adjoint.
Clinique des maladies des voies urinaires.	JEANBRAU, ag. lib. ch. de c.
Clinique d'oto-rhino laryngologie	MOURET, profes.-adj.
Médecine opératoire......................	SOUBEYRAN, agrégé.

Agrégés en exercice

MM. GALAVIELLE.	MM. LEENHARDT.	MM. DELMAS (Paul).
VEDEL.	GAUSSEL.	MASSABUAU.
SOUBEYRAN.	RICHE.	EUZIERE.
GRYNFELTT (Ed.)	CABANNES.	LECERCLE.
LAGRIFFOUL.	DERRIEN.	FLEIG (ch. d. fonct.)

Examinateurs de la thèse :

MM. TÉDENAT, *Président.*	MM. SOUBEYRAN, *Agrégé.*
ESTOR, *Professeur.*	GRYNFELTT, *Agrégé.*

A MA MÈRE ET A MON PÈRE

*Faible gage de ma profonde affection
et de toute ma reconnaissance.*

A MADAME ET MONSIEUR EMILE JULLIEN

*La bonté et l'affection que vous
m'avez sans cesse témoignées vous ont
acquis à tout jamais ma plus sincère
reconnaissance et me font vous unir
dans mon cœur aux deux êtres les plus
chers que je puisse avoir.*

A TOUS MES PARENTS

E. DUMAS.

CONTRIBUTION A L'ÉTUDE

DES

TUMEURS WOLFFIENNES

DE LA GRANDE LÈVRE

INTRODUCTION

La question de l'origine wolffienne de certains tumeurs de la grande lèvre et de la portion extra-pelvienne du ligament rond a été soulevée pour la première fois par Cullen en 1896. Il avait trouvé dans un fibrome du ligament rond des cavités épithéliales d'aspect glandulaire. Si la littérature médicale française resta muette sur ces sortes de néoplasmes jusqu'à ces derniers temps où MM. Chevassu et Lecène remirent ce sujet à l'ordre du jour, en Italie, en Angleterre et surtout en Allemagne cette question est bien connue, et parmi les auteurs qui s'en sont occupés, nous pouvons citer Recklinghausen, Pfannenstiel, Blumer, Agnès Bluhm, Kosman, Taddei.

Mais, si pour les uns l'origine wolffienne de ces

tumeurs est évidente, pour les autres il faut leur donner une origine müllerienne ou même ne voir en elles que des « fibromyomes associés à une néoformation lymphangio-endothéliomateuse ». M. Chevassu enfin semble avoir tranché la question en apportant une preuve décisive en faveur de l'origine wolffienne. Dans une de ses préparations, il a trouvé un véritable glomérule du rein primitif.

Dans notre modeste travail nous rappellerons les différentes opinions qui ont été émises sur l'origine de ces tumeurs ; nous dirons quel est leur aspect clinique, déclarant déjà que le diagnostic définitif ne peut être fait sans examen histologique. Tout d'abord, nous rappellerons brièvement l'évolution embryologique de l'appareil uro-génital, ce sans quoi il serait difficile de se rendre compte de la présence de reliquats wolffiens dans les grandes lèvres. Quant au traitement, sans entrer dans une description détaillée du manuel opératoire, nous dirons qu'il consiste dans l'extirpation. Enfin, nous citerons les deux observations que notre maître M. le professeur Tédenat a eu l'obligeance de nous donner.

CHAPITRE PREMIER

APERÇU DU DÉVELOPPEMENT DE L'APPAREIL URO-GÉNITAL

Au cours du développement de l'embryon, le système urinaire est représenté par trois sortes d'organes qui se succèdent :

1° Le pronéphros ;

2° Le corps de Wolff ou mésonéphros ;

3° Le rein définitif ou métanéphros.

1° *Le pronéphros* consiste en un canal longitudinal, étendu depuis le cœur en avant jusque vers le cloaque dans lequel il s'ouvre. L'extrémité antérieure de ce canal, canal de Wolff, présente un certain nombre de tubes ciliés placés à angle droit sur son trajet et qui s'ouvrent librement dans la cavité péritonéale par une sorte d'entonnoir. Dans le voisinage de ces entonnoirs se trouve le glomérule du pronéphros.

2° *Le mésonéphros.* — En arrière de l'extrémité antérieure du pronéphros, on voit apparaître dans l'épaisseur de la lame moyenne une série de tubes disposés métamériquement. Ce sont les tubes du corps de Wolff qui sont une invagination de l'épithélium péritonéal. Une extrémité de ces tubes se soude au canal de Wolff, alors que l'autre se met en contact avec un glomérule de Malpighi qui se forme. Ce corps de Wolff ne tarde pas à s'atrophier. Dans sa partie inférieure il laisse des restes qui constituent le parovarium et le parodidyme, et dans sa partie supérieure le corps de Rosenmüller et le reste testis.

3° *Métanéphros.* — Le rein définitif apparaît de très bonne heure, dès que le canal de Wolff est constitué, et il naît du canal de ce dernier sous la forme d'un bourgeon creux qui se dirige en haut et qui formera le rein et l'uretère.

Quant aux glandes sexuelles, elles sont identiques à leur première apparition dans les deux sexes. Leur ébauche consiste dans l'éminence germinale, sorte de repli situé de chaque côté du mésentère, entre ce dernier et le corps de Wolff. Cette éminence donnera un ovaire ou un testicule.

CANAUX EXCRÉTEURS. — Dès les premiers temps de l'existence du corps de Wolff se développe, en connexion étroite avec lui, le canal de Müller. Il part de l'extrémité antérieure du corps de Wolff, passe sur son bord externe et parcourt toute la longueur du rein primitif.

A la partie inférieure, il passe en arrière du canal de Wolff et s'accole à son congénère du côté opposé.

Si l'embryon évolue vers le sexe mâle, les canaux de Müller s'atrophient sauf à la partie supérieure pour former l'hydatide non pédiculée, et à la partie inférieure l'utricule prostatique, tandis que le canal de Wolff fournit le canal de l'épididyme, le canal déférent, les vésicules séminales et les canaux éjaculateurs.

Si, au contraire, l'embryon évolue vers le sexe femelle, le canal de Wolff s'atrophie dans sa moyenne partie, alors que le canal de Müller persiste. Son ouverture péritonéale donne le pavillon de la trompe, sa partie moyenne forme la trompe et sa partie inférieure l'utérus et une partie du vagin. Le canal de Wolff, chez la femelle, laisse des vestiges en s'atrophiant ; ce sont : le canal longitudinal de l'organe de Rosenmüller et les canaux de Gärtner.

Mais l'ovaire comme le testicule primitivement situé dans la région lombaire, en dedans du corps de Wolff, abandonnera vers le troisième mois de la vie intra-utérine cette position, pour prendre celle qu'il occupera désormais dans le bassin. Ce mouvement de descente accompli par l'ovaire dans le courant du neuvième mois, est un peu moins étendu que celui du testicule. Le corps de Wolff possède un court méso, un ligament diaphragmatique et un ligament inguinal. L'ovaire naît sur le côté interne du corps de Wolff et après atrophie de ce dernier lui emprunte son méso. Ce méso formera le ligament large. Quant au ligament inguinal, il devient le ligament rond. Le processus vaginal prend aussi naissance et constitue le canal de Nück.

La descente de l'ovaire se fait par l'inégalité d'accroissement de la région lombaire combiné à la fixité du ligament large et du gubernaculum. Au stade de développement définitif le ligament rond, puisque c'est lui qui nous intéresse surtout, est un cordon composé de fibres musculaires et de fibres élastiques, qui se détache du fond de l'utérus et aboutit au canal inguinal qu'il parcourt dans toute sa longueur, et à sa sortie va s'épanouir en un pinceau de filaments divergents qui se dirigent vers le pubis et la grande lèvre.

CHAPITRE II

L'examen microscopique des deux tumeurs dont nous relatons l'observation et que M. Tédenat nous a données pour faire l'objet de ce travail ayant montré la présence d'un épithélium au milieu de tractus fibreux et de fibres musculaires lisses dans une région complètement dépourvue de tissu épithélial, c'est-à-dire à l'extrémité externe du ligament rond dans la grande lèvre, nous avons rapproché ces deux tumeurs de celles relatées par MM. Chevassu, Lecène, Cullen et considéré ces néoplasmes comme formés par des reliquats embryonnaires du corps de Wolff.

Comment des reliquats wolffiens peuvent-ils se trouver dans la grande lèvre, et comment pouvons-nous dire que la présence de cellules épithéliales dans un fibromyome du ligament rond dénote une origine wolffienne?

Connaissant le territoire occupé par les tissus d'origine wolffienne et müllerienne chez l'être normal, nous pouvons nous rendre compte comment on peut trouver des reliquats wolffiens dans un milieu qui en est dépourvu. En effet, la seule hypothèse qui explique cette incursion de débris du corps de Wolff dans la région inguinale est qu'ils y ont été entraînés. Or cela est possible par le ligament inguinal du corps de Wolff, le futur ligament rond. Chez le mâle, ce ligament inguinal semble se raccourcir au fur et à mesure du développement de l'embryon, de telle sorte que la glande génitale, qui est fixée au pôle supérieur de ce ligament avec le corps de Wolff, est attirée progressivement avec lui dans la région inguinale. Chez la femme, ce ligament s'accroît en même temps que l'embryon, puisqu'il formera les ligaments ovaro-utérin et utéro-inguinal. Mais il se peut que certaines fibres, sous une influence quelconque, ne s'allongent pas suffisamment, et alors elles vont entraîner vers la région inguinale, au milieu des autres fibres du ligament rond, des débris wolffiens auxquels elles sont fixées par leur extrémité supérieure. Nous voyons donc que des débris de rein primitif peuvent être très bien importés dans la région inguinale. Reste à savoir maintenant si cet épithélium, qui peut être d'origine wolffienne, l'est bien en réalité ou si on peut lui donner une autre origine.

Nous rappellerons à ce propos le débat qui eut lieu à ce sujet et que M. Chevassu expose dans son mémoire publié dans la *Revue de gynécologie et de chirurgie abdominale* de 1910.

CHAPITRE III

Tout d'abord on ne peut admettre l'hypothèse de glandes de Bartholin aberrantes, pas plus que celles de glandes mammaires accessoires, car pas mal de tumeurs identiques à celles qui nous occupent ont un siège beaucoup trop profond.

Nous avons dit dans l'introduction que Cullen, en 1896, avait donné une origine wolfienne à un adénomyome du ligament rond en rapprochant sa tumeur de certains néoplasmes analogues, situés au niveau de l'utérus et des trompes et considérés par Recklinghausen comme d'origine wolfienne. Cette hypothèse avait d'ailleurs été envisagée déjà par Dubar et Herman en 1890 à propos d'un épithélioma du canal inguinal.

Voici les preuves que Recklinghausen donnait pour expliquer l'origine wolfienne de ses tumeurs :

1° Analogie de l'épithélium des adénomyomes avec celui des canaux du corps de Wolff.

2° L'existence dans les adénomyomes de pseudo-glomérules.

(Il appelle ainsi des formations épithélio-conjonctives

analogues à celles des premières stades du glomérule du corps de Wolff.)

3° La constatation de débris pigmentaires, d'origine sanguine, comparables à ceux observés chez l'homme dans l'organe de Giraldès dont l'origine est wolffienne.

Mais ces preuves-là furent discutées et Kossman apporta les réfutations suivantes:

1° L'épithélium de ces adénomyomes ressemble aussi bien à celui du canal de Wolf qu'à celui du canal de Müller.

2° Les pseudo-glomérules ne ressemblent que de très loin aux véritables glomérules du corps de Wolff.

3° Les poussées congestives si fréquentes dans l'appareil génital de la femme, expliquent suffisamment l'existence de corps pigmentaires.

En somme Kossman conclut à une origine müllerienne et non wolffienne.

Voilà les débats que suscitèrent ces tumeurs et sur lesquels la majorité se base pour expliquer la provenance de ces tumeurs du ligament rond à inclusions épithéliales.

Pour M. Chevassu, la comparaison des épithéliums des tumeurs en question avec les épithéliums de l'embryon n'est pas susceptible à l'heure actuelle de nous éclairer franchement sur leur origine wolffienne ou mullerienne. Le seul critérium qui puisse faire affirmer qu'un adénomyome à inclusions épithéliales est d'origine wolffienne et non müllerienne, c'est de trouver dans ces formations épithéliales un véritable glomérule et non pas un pseudo-glomérule de Recklinghausen. Or, comme nous l'avons dit au début, M. Chevassu a trouvé ce glomérule caractéristique et dans son mémoire il en donne une description détaillée :

« Sur les coupes, dit-il, où il est le plus volumineux, le glomérule présente, capsule comprise, un diamètre de 150 μ environ; sur la plupart des coupes, il apparaît sous cet aspect : une cavité régulièrement arrondie, limitée par un vêtement cellulaire aplati, d'aspect endothélial et formant une sorte de séreuse dans laquelle se trouve compris un corps régulièrement arrondi lui aussi et formé par un amas de vaisseaux dont certaines lumières bien visibles renferment quelques globules rouges. L'amas vasculaire est entouré à son tour par une capsule régulière, véritable feuillet viscéral, tout à fait comparable en structure au feuillet parriétal qui limite l'ensemble du corpuscule. »

Donc des débris wolffiéns peuvent se trouver dans la grande lèvre, et dans le cas de M. Chevassu cette origine est indiscutable.

L'examen histologique de nos deux tumenrs n'a point montré de glomérule, mais toutefois l'ensemble des caractères microscopiques de leurs tissus nous permet de les rapprocher de celles de M. Chevassu et de les considérer comme d'origine wolffienne.

CHAPITRE IV

ASPECT CLINIQUE

Jusqu'à maintenant nous avons exposé quelle était la pathogénie de ces tumeurs, nous allons nous occuper de leur allure clinique.

D'après les deux observations de M. Tédenat et les 16 que rapporte M. Chevassu, ces tumeurs apparaissent dans le cours de la vie génitale de la femme. Elles sont situées, soit dans le canal inguinal comme dans le cas de Lecène (mais c'est là un mode rare) ; d'autres sont à l'orifice externe du canal inguinal, les autres enfin sont en pleine épaisseur de la grande lèvre. En général, elles siègent à droite et le volume varie sans trop s'écarter cependant de la grosseur d'une amande verte ou d'une noix. Leur forme est ovoïde à grand axe oblique en bas, en dedans ; elles présentent souvent des bosselures. Leur consistance est dure, parfois élastique et elles sont d'une mobilité variable. Quelques-unes de ces tumeurs peuvent être refoulées dans l'abdomen. On en observe d'adhérentes aux tissus voisins ou bien encapsulées. Presque toujours elles ont des rapports intimes avec le ligament rond. A la coupe, la tumeur a l'aspect d'un fibrome ou d'un fibro-myome, creusé de petites cavités ou de véritables kystes. On ne connaît pas d'observation relatant la présence de ces tumeurs dans la portion abdominale du ligament rond. Est-ce à dire pour cela qu'il n'en existe pas ? Non, assurément, car si l'on connaît celles qui sont extra-abdominales, c'est qu'elles sont visibles, sensibles, douloureuses, quand elles sont congestionnées dans un canal étroit et peu extensible, mais peut-être en existe-t-il d'intra-abdominale. Probablement pas mal de kystes du ligament large ont pris naissance dans des débris wolffiens entraînés dans le ligament rond. De même, certaines hydrocèles du canal de Nück peuvent être assimilées à ces tumeurs wolffiennes. Exemple : le cas rapporté par Meyer, où la cavité était tapissée d'un épithélium cubique comme un kyste de l'épididyme.

Cliniquement le diagnostic ne peut être porté, l'examen histologique seul peut éclairer sur la nature de ces tumeurs.

Au simple examen de la malade nous voyons les différents diagnostics qu'il faut éliminer.

Tout d'abord les bartholinites, leur siège étant beaucoup plus bas, et on n'a jamais cité chez ces glandes des prolongements dans la région supérieure de la grande lèvre.

Une hernie intestinale ? Mais elle est réductible par le taxis et n'est point douloureuse. Dans le cas contraire, les troubles généraux éclairent immédiatement le tableau clinique. D'autre part, la hernie subit un mouvement de propulsion en faisant tousser la malade.

Quant à l'épiplocèle et à la hernie de l'ovaire, il est

plus difficile de les éliminer. D'abord, il n'est pas toujours possible de différencier une épiplocèle d'une hernie de l'ovaire, car souvent l'ovaire est atrophié et n'a plus sa sensibilité. Quand l'ovaire hernié est à son complet développement, la pression provoque en général une douleur spécifique, syncopale, parfois voluptueuse et, d'autre part, au moment des règles, on note une certaine turgescence. Mais ces phénomènes n'existent pas toujours, il est nécessaire alors de se rendre compte par le toucher vaginal de la déviation de l'utérus vers le côté de la hernie et l'absence d'ovaire dans le bassin du même côté. Ce n'est qu'ainsi qu'on pourra affirmer le diagnostic de hernie de l'ovaire.

A noter encore, d'un diagnostic différentiel difficile, les tumeurs ganglionnaires, les menus lipomes, les kystes du canal de Nück et, ce qui est très rare, les kystes dermoïdes des grandes lèvres. Mais dans ce cas on peut noter une fluctuation, comme dans le cas rapporté par Morestin et dont nous reproduisons l'observation.

Ces tumeurs, que M. Chevassu propose d'appeler des « enclavomes », sont d'habitude bénignes dans leur évolution, tout au moins pendant un certain temps. Toutefois, il y a une certaine prédisposition à prendre par la suite le caractère malin. En effet, dans plusieurs observations, les adhérences signalées avec les parties voisines, notamment les piliers du canal inguinal, démontrent une évolution qui ne se rencontre pas dans les tumeurs bénignes.

Et ceci donnerait raison à Dubar et Herman qui avaient pensé à une origine wolffienne pour deux épithéliomas qu'ils avaient trouvés dans le canal vaginal.

CHAPITRE V

LE TRAITEMENT A EMPLOYER
EST L'EXTIRPATION

Après asepsie de la région, on incise la peau sur toute la longueur de la tumeur et par simple écartement des tissus la tumeur arrive à s'énucléer. Mais s'il y a des adhérences ou si elle remonte assez haut sur le ligament rond, comme dans l'observation 11, on incise la paroi antérieure de la portion inférieure du canal inguinal, on détruit au bistouri les adhérences aux tissus voisins et on coupe le ligament rond au-dessus de sa pénétration dans la tumeur. Après l'hémostase par quelques ligatures au catgut, on suture les plans profonds de la plaie avec un surjet de catgut ou de simples points séparés et on termine par la suture de la peau, soit aux fils métalliques, soit aux crins de Florence. La cicatrisation se fait d'une façon parfaite en peu de jours.

OBSERVATIONS

q

OBSERVATION I

(Due à l'obligeance de M. le professeur Tédenat, recueillie par M. Brintet.)

Fibro-myome kystique du ligament rond occupant la partie supérieure de la grande lèvre droite.

L. R..., 23 ans. Père et mère bien portants. Un frère âgé de 35 ans, se porte bien. L. R... a eu la fièvre typhoïde à 14 ans. Elle est réglée régulièrement pendant quatre jours depuis l'âge de 13 ans.

Il y a 15 mois, elle a éprouvé, à la suite d'un effort pour soulever un gros caillou, une douleur au pli de l'aine droit. Comme la douleur persistait, d'ailleurs peu vive, elle a consulté un mois plus tard son médecin qui a diagnostiqué une hernie inguinale. Le bandage conseillé n'a pu être supporté. Depuis un mois la tumeur, qui avait le volume d'une petite noix, a doublé de volume.

A son entrée à l'hôpital, le 3 mai 1897, on constate l'existence d'une tumeur dure, ovoïde, occupant le canal inguinal. Elle est irréductible, sans pédicule abdominal ; au-dessous, dans la grande lèvre, est une portion molle, fluctuante, ayant la forme et les dimensions d'une amande verte. Pas de propulsion pendant les efforts de toux. Les tissus superficiels glissent sur la tumeur fixe. La santé générale est excellente. M. Tédenat porte le diagnostic de fibrome périostique à cause de la fixité de la tumeur avec kyste du canal de Nück.

La malade est opérée le 6 mai 1897. La tumeur est comme étranglée par l'orifice inguinal inférieur. Celui-ci incisé, la tumeur se mobilise. La partie supérieure se continue avec le ligament rond. La partie inférieure de la tumeur plonge dans le kyste, qui contient environ une cuillerée à soupe de liquide séro-hématique ; la paroi kystique s'insère sur la tumeur ou mieux se continue avec les plans superficiels de la tumeur.

L'examen microscopique (fixation au Zenker, coloration au picrocarmin) montre des tractus fibreux, par endroits disposés en tourbillons, et quelques rares fibres musculaires lisses, surtout dans les plans superficiels. Sur quelques coupes, on voit des fentes portant un épithélium cubique.

Observation II

(Due à l'obligeance de M. le professeur Tédenat.)

Fibro-myome polykystique de la grande lèvre gauche se prolongeant dans le trajet inguinal. — Extirpation. — Guérison.

Julie D..., 31 ans, entre au n° 5 de la salle Desaux, dans le service de M. Tédenat, le 5 décembre 1894.

Rien à noter dans les antécédents héréditaires. Le père et la mère, deux sœurs plus âgées que la malade jouissent d'une bonne santé.

Réglée à 12 ans, toujours régulièrement, Julie D... a eu deux enfants qui se portent bien (9 ans, 5 ans). Elle a eu la rougeole et est solidement constituée.

Il y a deux ans, éprouvant quelques vagues douleurs au pli de l'aine gauche, elle y a constaté l'existence d'une tumeur du volume d'une amande. Prise pour une hernie, la tumeur a été soumise à l'action d'un brayer qui a été porté de façon très irrégulière, à cause des douleurs d'ailleurs peu vives qu'il provoquait.

Depuis cinq mois la tumeur a doublé de volume.

6 décembre 1894. — Santé générale excellente. La tumeur a la forme d'une grosse amande longue de 5 centimètres, large et épaisse de 3 et 2 centimètres. Elle porte en son milieu un léger rétrécissement qui correspond à l'orifice inférieur du canal inguinal. La tumeur dure, vaguement nodulée, est partie incluse dans le canal inguinal, partie dans la partie supérieure de la grande

lèvre dont les tissus sont mobiles sur la tumeur qui est, elle, fixée aux plans profonds. On ne sent pas de pédicule pénétrant dans l'abdomen. Le diagnostic porté par M. Tédenat est fibro-lipome du ligament rond, à cause de l'état grenu de la tumeur. On exclut le diagnostic d'ovaire hernié, bien que la malade prétende que la tumeur est plus dure, plus volumineuse et plus sensible à l'époque des règles, parce que l'exploration combinée permet de constater la présence des deux ovaires en leur situation normale.

8 décembre. — Après asepsie de la région et anesthésie au mélange ACE, une incision est pratiquée sur toute la longueur de la tumeur. Elle est mise à nu. Il faut inciser la moitié supérieure de la paroi antérieure du trajet inguinal, couper le ligament rond dont les fibres s'étalent dans la tumeur et la pénètrent. Le néoplasme adhère profondément et il faut le séparer à petits coups de bistouri. Trois ligatures au catgut. Suture au surjet de toutes les sections profondes. Quatre points de suture métallique pour les téguments. Spica compressif.

La malade quitte le service le 14 décembre 1894.

Examen macroscopique. — La tumeur est recouverte de fins lobules adipeux à la face superficielle, sauf dans la partie supérieure qui pénétrait dans le trajet inguinal. Cette partie supérieure est parcourue par des tractus qui s'étalent à sa surface et se continuent avec le ligament rond qui coiffe le pôle supérieur de la tumeur et pénètre dans son épaisseur. Sur une coupe longitudinale de la tumeur, on voit des trousseaux fibreux très serrés provenant du ligament rond. Ils s'éparpillent dans la tumeur qui, dans sa moitié inférieure, présente trois poches kystiques à contenu séro-hématique, du volume d'un noyau de cerise et présentant à leur périphérie de courts prolongements en fentes ramifiées. Entre ces kystes sont des nodules avec des fibres qui s'entrecroisent irrégulièrement. A la partie inférieure est un kyste à paroi mince ayant le volume d'une noix.

Examen microscopique. — (Fixation au sublimé et alcool à 90°.)

On voit des tractus fibreux mêlés de fibres musculaires lisses, rappelant les divers aspects des fibromyomes de l'utérus. Çà et là de fins vaisseaux à paroi généralement complète ; par places autour des vaisseaux on voit des îlots d'éléments lymphoïdes.

Dans les kystes et les fentes, on voit des cellules épithéliales cubiques ou aplaties dans les gros kystes, allongés et cylindriques dans les fentes. Ces cellules cylindriques portent un noyau arrondi. Dans les kystes un peu volumineux, détritus épithéliaux et hématies à peine reconnaissables. Sur certaines coupes, on voit des canaux à revêtements épithéliaux qui présentent de deux à quatre bifurcations en court cul-de-sac, ayant l'aspect de glandes muqueuses ramifiées.

Observation III

(Empruntée à Morestin, *in* Société Anatomique de Paris, 20 octobre 1911.)

Kyste dermoïde de la grande lèvre.

Une femme de 34 ans entre le 28 février 1911 dans mon service à l'hôpital Tenon, salle R. Wallau, pour une tumeur de la vulve. Cette tumeur, dont elle a reconnu l'existence depuis plus d'une année et dont l'évolution est complètement indolente, occupe la grande lèvre droite, dans toute son étendue, mais fait un relief beaucoup plus accusé à sa partie antérieure. Elle présente la forme et presque le volume d'un œuf de poule dont le gros bout serait dirigé en avant. La tumeur est complètement indépendante des téguments qui sont soulevés et distendus, mais intacts et parfaitement mobiles à sa surface.

Elle est comprise entièrement dans l'épaisseur de la grande lèvre, à sa partie interne on aperçoit la petite lèvre non dédoublée, normale. Son pôle antérieur se trouve à la hauteur du clitoris. La fluctuation est évidente, elle ne laisse aucun doute sur la présence d'un liquide enfermé dans une poche modérément tendue. L'examen de la malade ne révèle rien d'anormal en dehors de cette lésion.

Cette femme a eu 2 enfants, âgés actuellement de 10 à

8 ans. Elle est bien réglée, elle n'a pas de pertes blanches ni d'urétrite. L'utérus est sain, de même que les annexes. A aucun moment il n'y a eu de poussée aiguë, de tuméfaction rouge et douloureuse du côté de la grande lèvre. L'ampliation de celle-ci s'est faite insensiblement de la façon la plus silencieuse. A peine si la malade éprouve actuellement une sorte de gêne très vague.

Tous les signes fournis par l'exploration indiquaient que nous étions en présence d'un kyste. La malade avait été présentée comme atteinte d'un kyste de la glande de Bartholin. Je repoussai ce diagnostic en raison du siège trop antérieur de la tumeur, tout au moins de sa partie la plus volumineuse.

Il me sembla qu'il devait s'agir de quelque kyste congénital, en écartant toutefois les productions kystiques dépendant du canal de Nück et du ligament rond.

Je pratiquai l'extirpation et cette petite opération fut assez délicate. La poche s'enfonçait assez profondément et sa dissection mit à nu la bulbe du vagin et le constrictor cunni. L'hémorragie fut, sinon très abondante, du moins un peu ennuyeuse, et pour maîtriser un suintement en nappe je dus me résoudre à bourrer la plaie d'une mèche de gaze et me résigner en conséquence à la réunion incomplète.

La poche était assez épaisse, résistante, d'un blanc grisâtre, d'aspect fibreux. Elle était remplie d'un liquide louche, épais, tenant en suspension des graisses, des plaquettes, des pellicules de matière sébacée. La paroi était tapissée d'un enduit butyreux blanc jaunâtre.

Cette poche et son contenu offraient, en somme, l'apparence d'un kyste dermoïde, ce kyste ne contenant pas de poils. Bien que la nature de la lésion ne fût pas douteuse, j'ai fait faire des coupes dans la paroi kystique, qui montrent cette paroi constituée par un derme et un épiderme tout à fait bien caractérisé. On n'aperçoit ni glandes, ni appareil fibreux, mais çà et là quelques papilles.

CONCLUSIONS

Parmi les tumeurs siégeant dans la grande lèvre il en
est qui occupent leur région antérieure et supérieure.

Elles sont peu douloureuses à la pression et ne reten-
tissent pas sur l'état général de leur porteur.

Ces tumeurs sont kystiques et intimement liées au
ligament rond.

Elles sont congénitales et reconnues d'origine wolffienne par la présence de débris du rein primitif.

Le pronostic est bénin, bien que certaines aient ten-
dance à devenir malignes.

Le traitement est chirurgical et consiste dans l'extirpation.

<table>
<tr><td>Vu et permis d'imprimer :
Montpellier, le 17 juillet 1912.
Le Recteur,
Ant. BENOIST.</td><td>Vu et approuvé :
Montpellier, le 16 juillet 1912.
Le Doyen,
MAIRET.</td></tr>
</table>

3

INDEX BIBLIOGRAPHIQUE

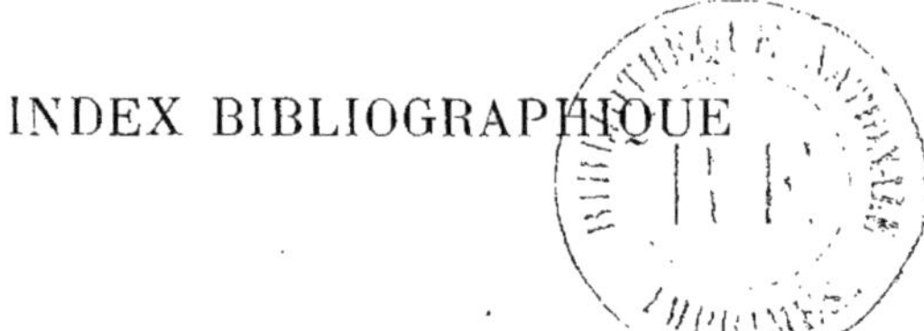

Lecène. — Journal de chirurgie, 1910, t. IV, p. 225-226.

Chevassu. — Journal de chirurgie, 1910, t. V, p. 226.

— La tumeur wolffienne du ligament rond (Revue de gynécologie et de chirurgie abdominale, 1910).

Taddei. — Journal de chirurgie, janvier 1911, p. 125.

Boursier. — Précis de gynécologie.

Pozzi. — Revue de gynécologie.

Rabère. — Essai sur la pathogénie des kystes séreux dits hydrocèles chez la femme (Thèse Paris, 1883).

— Pathogénie des hydrocèles chez la femme (Th. Paris, 1883).

Tillaux. — Traité de chirurgie clinique, t. II, p. 472.

Dubar. — Tumeurs liquides des grandes lèvres (Thèse Lille, 1888).

Lannelongue et Achard. — Traité des kystes congénitaux, 1886.

Lagrange. — Kyste congénital de la grande lèvre (Journal de médecine de Bordeaux, 28 août 1886).

Weber (Léon). — Des kystes vulvaires (Thèse Paris, 1897-1898).

Tourneux. — Précis d'embryologie.

Tédenat. — Hernie des organes génitaux de la femme, 1908.

SERMENT

En présence des Maîtres de cette École, de mes chers condisciples et devant l'effigie d'Hippocrate, je promets et je jure, au nom de l'Être suprême, d'être fidèle aux lois de l'honneur et de la probité dans l'exercice de la Médecine. Je donnerai mes soins gratuits à l'indigent, et n'exigerai jamais un salaire au-dessus de mon travail. Admis dans l'intérieur des maisons, mes yeux ne verront pas ce qui s'y passe; ma langue taira les secrets qui me seront confiés, et mon état ne servira pas à corrompre les mœurs ni à favoriser le crime. Respectueux et reconnaissant envers mes Maîtres, je rendrai à leurs enfants l'instruction que j'ai reçue de leurs pères.

Que les hommes m'accordent leur estime si je suis fidèle à mes promesses! Que je sois couvert d'opprobre et méprisé de mes confrères si j'y manque!